PROPOSITIONS GÉNÉRALES

SUR

L'OPHTHALMOLOGIE.

PROPOSITIONS GÉNÉRALES

SUR

L'OPHTHALMOLOGIE,

SUIVIES

DE L'HISTOIRE DE L'OPHTHALMIE RHUMATISMALE;

Par Jules SICHEL,

DE FRANCFORT-SUR-LE-MEIN,

Docteur en médecine et en chirurgie des Facultés de Berlin et de Paris,
ancien Chef de clinique ophthalmologique de Vienne en Autriche,
ancien Chef de clinique interne de Wurzbourg, Médecin de la Société
protestante de secours mutuels et du Diaconat de l'Église réformée de
Paris, etc.

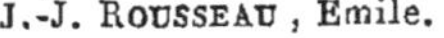

> Que si je prends quelquefois le ton affirmatif,
> ce n'est point pour en imposer au lecteur ; c'est
> pour lui parler comme je pense. Pourquoi pro-
> poserais-je par forme de doute ce dont, quant à
> moi, je ne doute point ?
>
> J.-J. ROUSSEAU, Émile.

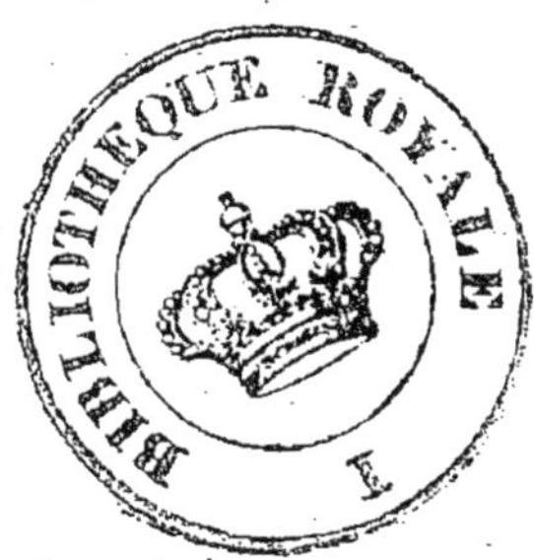

A PARIS,

Chez GERMER-BAILLIÈRE, rue de l'École-de-Médecine,

N°. 13 *bis.*

M DCCC XXXIII.

A A_{UG}. BÉRARD _{JEUNE}, D. M.

Ce mémoire, prodrome d'un travail qui présentera l'exposé de mes idées et de mes observations en Ophthalmologie, est rédigé à la hâte. Quant à la forme, il a besoin d'indulgence; mais quant au fond, je désire provoquer une polémique toute scientifique et une critique rigoureuse : seulement je demande qu'avant de juger, le lecteur veuille bien, puisqu'il s'agit d'observations et d'idées nouvelles, s'appliquer à constater les faits sur lesquels se basent les déductions théoriques. Ces faits, qui résultent d'un nombre extrêmement considérable de cas isolés et attentivement observés, sont sommairement exposés dans le *Diagnostic de l'ophthalmie rhumatismale* (p. 39 à 45). Avant de les publier, j'ai rigoureusement et *littéralement* observé le *nonum prematur in annum.* Un grand nombre de médecins français ont eu occasion de les constater avec moi, tant pendant la durée des leçons de clinique ophthalmologique que la bonté de M. *Bérard* jeune m'avait mis à même de faire à l'hôpital Saint-Antoine, qu'à mon cours et à mes consultations publiques.

Je regrette beaucoup que le temps et des circonstances particulières ne m'aient pas permis de donner, comme je le voulais d'abord, une description complète de l'ophthalmie rhumatismale. Ce que je n'ai pas fait ici, je me propose de le faire dans un ouvrage qui aura pour titre : *Supplément à la traduction française du Traité des maladies des yeux par Weller,* et qui ne tardera pas à paraître.

Pour qu'elles fussent intelligibles et qu'elles ne parussent point paradoxales, j'ai été forcé d'ajouter des développemens aux plus importantes de ces propositions.

PROPOSITIONS GÉNÉRALES

SUR

L'OPHTHALMOLOGIE,

SUIVIES

DE L'HISTOIRE DE L'OPHTHALMIE RHUMATISMALE.

I. Il serait à désirer qu'on parvînt, en médecine, à fonder un *système* semblable à celui qui est aujourd'hui généralement adopté en histoire naturelle.

II. Un tel système, qui exclut les définitions des maladies et n'en admet que des descriptions, serait basé sur tous les *caractères* réunis de chaque maladie.

III. Les caractères des maladies sont *anatomiques* (y compris les caractères physiques ou lésions de rapports, etc.), *chimiques* (négligés et peu connus jusqu'à présent) et *physiologiques*.

IV. Les *caractères réunis* donnent une *idée nette* et complète des maladies.

V. Sur les corps vivans les maladies se manifestent par certains changemens appréciables qu'on appelle *symptômes* (de συμπίπτω, *tomber avec*, c'est-à-dire *coïncider*).

VI. Les *symptômes* sont *objectifs*, quand ils sont reconnaissables par les sens de l'observateur.

VII. Les symptômes objectifs se rattachent quelquefois à des altérations organiques qui deviennent apparentes ; ils correspondent alors à des caractères anatomiques ; on peut les appeler *phénomènes* (de φαίνω, *apparaître*). D'autres fois ils se rapportent à des lésions fonctionnelles, qui sont en rapport direct avec des altérations organiques : le nom de *signes* leur conviendrait alors (signes *stéthoscopiques*, par exemple).

VIII. Les symptômes sont *subjectifs* quand ils ne consistent qu'en certaines sensations plus ou moins obscures que ressent le malade, et que le médecin n'a aucun moyen d'apprécier. On pourrait les appeler *symptômes* proprement dits. Ils se rattachent d'ordinaire à des lésions fonctionnelles qui ne sont pas en raison directe des altérations organiques dont elles sont l'effet.

IX. Plus une maladie a de *symptômes objectifs*, ou plus le médecin sait lui en reconnaître, et plus le diagnostic est clair et positif (par exemple, les maladies des poumons) Plus sont nombreux les *sym-*

ptômes subjectifs, plus le diagnostic perd de certitude (comme dans les maladies du système nerveux ganglionnaire). Il est évident par cette raison que, pour la nosologie, les symptômes proprement dits, comparés aux phénomènes et aux signes, sont d'une importance secondaire.

X. Le *commémoratif* doit se classer dans la même catégorie que les symptômes proprement dits. Expression de ce que les malades ou les personnes qui les entourent ont observé hors la présence du médecin, il doit occuper un rang encore inférieur.

XI. La médecine échapperait à la plupart des reproches dont elle est l'objet, si elle n'était fondée que sur des phénomènes et sur des signes. Pour arriver approximativement à ce degré de certitude, il faut : a) *séparer soigneusement les symptômes objectifs des symptômes subjectifs et du commémoratif;* b) *étudier d'abord les maladies qui présentent exclusivement ou principalement des phénomènes et des signes.*

XII. Les *caractères anatomiques* s'étudient presque toujours sur le cadavre. C'est sur le vivant qu'il faudrait les étudier, quand ils se manifestent comme *phénomènes,* pour parvenir à apprécier exactement la manière dont ils se rapportent aux caractères physiologiques ainsi qu'à la nature et à la marche des maladies.

XIII. On ne peut bien les étudier sur le vivant que dans les organes externes ; toute l'étude de la médecine doit donc avoir pour point de départ l'étude des *maladies de la peau*, de la partie non mécanique de la chirurgie (*chirurgie médicale*), spécialement des ulcérations et des *maladies des yeux*.

XIV. *L'ophthalmologie*, plus éminemment encore que ces deux autres branches de la médecine, se qualifie pour jeter une vive lumière sur les questions les plus importantes de physiologie et de pathologie générale et spéciale.

C'est ce que tendent à prouver les propositions suivantes, qui seront développées ailleurs avec tous les détails qu'elles demandent.

XV. Le globe de l'œil est un *organe externe*.

XVI. Quelques-unes des parties de sa surface externe sont douées d'une *transparence* parfaite.

XVII. Par suite de cette position extérieure et de cette transparence, on reconnaît dans l'œil des caractères anatomiques des maladies de ses parties constituantes que dans la plupart des autres organes l'autopsie peut *seule* révéler ; on anticipe sur l'anatomie pathologique, et *l'on est toujours sûr de rapporter les lésions organiques à l'affection qui leur correspond réellement*. On évite par là le reproche le plus grave qui soit fait à l'anatomie pathologique.

XVIII. En outre, on n'a pas les mêmes difficultés à établir des *rapports directs et certains entre les altérations organiques et les lésions fonctionnelles corres-*

pondantes ; et par des inductions tirées des maladies des yeux, on pourra même éclairer ces rapports pour d'autres organes. Ces avantages deviendront encore plus grands et plus importans, si on les applique aux considérations suivantes.

XIX. L'œil se compose d'un grand nombre de parties appartenant aux systèmes dont se composent les autres organes, comme les systèmes séreux, muqueux, fibreux, vasculaire, nerveux, lymphatique, etc. Les affections de ces systèmes doivent donc se trouver répétées dans les différentes membranes de l'œil, et *presque toute la nosologie doit être et est réellement représentée dans l'œil,* avec les différences qui résultent nécessairement du peu de volume de l'organe, de la finesse de ses tissus et des modifications qu'ils ont subies.

XX. Outre les membranes qui appartiennent aux systèmes connus, il y a encore dans l'œil un nombre de *tissus très-composés* et *sui generis,* comme la cornée, l'iris, etc., dont la structure, peu connue encore, est susceptible d'être bien étudiée, particulièrement à l'aide de recherches microscopiques. Alors leurs maladies, et principalement les caractères anatomiques visibles de celles-ci, pourront éclairer une foule de questions de physiologie et de pathologie encore très-obscures aujourd'hui.

XXI. On observe mieux que partout ailleurs les *rapports de contiguité et de continuité* des différentes parties de l'organe malade, et par conséquent le mode de propagation des affections pathologiques d'un tissu à un autre qui lui est homogène ou non, la marche des maladies, leurs alternations, etc.

XXII. Nul organe ne présente plus que l'œil des *sympathies* nombreuses et étendues, que ces sympathies soient effectuées par des connexions directes ou indirectes de vaisseaux, de nerfs ou d'autres parties, ou qu'elles soient le produit de la similarité de structure ou de fonctions des organes. Ces sympathies encore sont plus patentes qu'ailleurs; par exemple, celles de l'iris avec les organes abdominaux, etc.

XXIII. Les *compositions*, *complications* et *combinaisons* des maladies sont un point très-important de la pathologie et de la nosologie, auquel on n'a pas encore donné toute l'attention qu'il mérite.

XXIV. Deux ou plusieurs maladies peuvent siéger sur le même individu ou sur le même organe; si les symptômes de ces deux différentes affections n'exercent aucune influence les uns sur les autres, on les appelle *composées* (une encéphalite et un ulcère syphilitique, une ophthalmie traumatique et une plaie de la jambe).

XXV. Si les symptômes se mêlent et se confondent même jusqu'à un certain degré, de telle sorte qu'il devienne difficile de les analyser et de les rapporter à l'affection qui les produit, ces maladies sont *compliquées* (une encéphalite et une cérébellite ou une pneumonie; une ophthalmie traumatique et une plaie de la tête).

XXVI. Si par suite d'une affinité organique , semblable à l'affinité chimique , les symptômes des deux maladies coexistantes se réunissent de manière à n'en former, pour ainsi dire , plus qu'une seule , et à déterminer de nouveaux caractères ne tenant que peu des caractères des deux affections primitives : alors ces dernières se sont *combinées* ou forment une *combinaison* (par exemple , une affection hémorrhoïdale préexistante , une maladie scrophuleuse ou une simple diathèse lymphatique , impriment à une ulcération syphilitique , à une ophthalmie traumatique survenues , un cachet particulier et des caractères spéciaux bien différens de ceux des deux maladies primitives). Quelquefois les symptômes de l'une des deux affections combinées absorbent presque entièrement ceux de l'autre.

XXVII. Ces combinaisons, à l'analogie des composés chimiques , peuvent être *simples* (l'ophthalmie et l'affection scrophuleuse , par exemple , forment en se combinant l'ophthalmie scrophuleuse), ou *doubles* (l'ophthalmie scrophuleuse catarrhale, par exemple , combinaison de l'ophthalmie scrophuleuse et de l'ophthalmie catarrhale), ou même *multiples*.

XXVIII. Ces combinaisons sont très-importantes pour l'étude de la nosologie et de la pathologie; en leur prêtant plus d'attention , bien des discussions oiseuses auraient été épargnées. *C'est dans l'œil qu'on les observe mieux que partout ailleurs* (à l'exception peut - être des ulcérations du derme et des parties sous-jacentes).

XXIX. *Les combinaisons de l'ophthalmie avec les autres maladies* qui peuvent résider dans les différentes membranes de l'œil sont surtout du plus haut intérêt. Elles constituent ce qu'on a appelé les *ophthalmies spécifiques*. Nous n'admettons ce dernier mot que parce qu'il est généralement admis et compris ; mieux vaudrait peut-être les appeler *ophthalmies combinées*. L'ophthalmie est, comme l'inflammation, toujours la même, et n'admet que des variétés, selon la différence des tissus. Nous avons déjà dit que la multiplicité des tissus constituant l'œil et appartenant aux différens systèmes de l'économie fait que les maladies les plus fréquentes, telles que le catarrhe, le rhumatisme, la goutte, les affections hémorrhoïdales et dysménorrhoïques, la syphilis, etc., peuvent se reproduire dans l'œil d'une manière irréfragable et reconnaissable par des phénomènes manifestes. Ces affections se montrent presque toujours sous forme inflammatoire, soit parce que dans l'œil, organe très-délicat, extrêmement riche en nerfs et en vaisseaux, et par conséquent doué d'une sensibilité nerveuse et vasculaire exquise, toute irritation prend facilement la forme et l'aspect de l'inflammation ; soit parce que l'inflammation produite par ses causes occasionelles directes dans un tissu disposé à telle ou telle maladie, se combine facilement avec cette dernière affection.

XXX. Un examen attentif des yeux affectés d'inflammation prouve que leur aspect n'est pas toujours le même; qu'il n'est pas possible de rapporter ces différences d'aspect seulement au degré d'intensité; que les différences sont essentielles, et coïncident presque toujours avec des maladies de certains autres organes dont la structure et la fonction sont analogues ou identiques à celle de la partie affectée de l'œil; qu'ainsi il y a inflammation *combinée* d'autre maladie.

XXXI. Les caractères différentiels objectifs ou anatomiques des ophthalmies combinées siégent principalement dans l'injection vasculaire avec ses différentes formes et dans les terminaisons particulières à chacune de ces ophthalmies. Jusqu'ici l'on a fait peu d'attention à ces *diverses formes d'injection,* bien que leur grande constance eût dû suffire pour démontrer quelle utilité il y aurait à les étudier.

Les *terminaisons,* il est vrai, ont été mieux observées; mais on a commis de graves erreurs en attribuant quelques-unes d'entre elles à des ophthalmies qui ne les amènent jamais. L'injection, autant que ces terminaisons, telles que la formation de *phlyctènes ou de pustules,* la suppuration, etc., *indique avec certitude la présence de telle ou telle maladie,* qui se combine avec l'inflammation de l'œil, comme les scrophules, le rhumatisme, etc.

XXXII. Le *commémoratif* vient toujours à l'appui de ces conclusions. Souvent on n'a qu'à faire l'inspection des yeux pour prononcer sur l'existence de telle ou telle affection pathologique. Ce diagnostic est cependant susceptible d'être amené à une plus grande perfection encore.

XXXIII. L'injection vasculaire particulière et les autres phénomènes présentés par les différentes ophthalmies combinées trouveront probablement *leur explication :*

A. Dans les vaisseaux que presque chaque membrane de l'œil reçoit d'un tronc différent ;

B. Dans les rapports de structure et de fonction des diverses membranes avec certains systèmes et organes ;

C. En ce que certaines membranes et parties de l'œil, réputées simples parce qu'elles sont peu connues anatomiquement et physiologiquement, ont probablement une texture très-complexe. C'est ainsi que les variétés de formes de la pupille dans les iritis combinés (*voyez* pag. 30, 42, 43 et 45) reposent vraisemblablement sur la structure composée de l'iris.

XXXIV. Du reste, dans les sciences d'expérience les faits précis et certains doivent toujours précéder les explications ; autrement on se voit à tout moment forcé d'avoir recours à des hypothèses. C'est pour avoir voulu donner des explications de faits mal établis et pour avoir négligé la *statistique,* que les médecins eux-mêmes retardent journellement les progrès de l'art de guérir. Assurément le peu de certitude reproché si fréquemment à la médecine a bien moins sa cause dans cette science elle-même que dans la manière dont on l'exerce et surtout dans celle dont on observe.

Pour ne point tomber dans cette faute, nous nous sommes proposé, quelle que soit la fermeté de notre conviction sur la justesse des principes ci-dessus présentés, de refaire toutes nos expériences et nos observations, mais de les refaire d'une manière statistique qui, en excluant toute idée préconçue, mènerait définitivement à la vérité.

Dans ce but nous avons fait lithographier des tableaux synoptiques, pour y inscrire une histoire abrégée des maladies observées par nous. Ces tableaux contiennent vingt colonnes destinées à l'indication de la date, des noms et prénoms du malade, de son âge, sa profession, son domicile, du nom de la maladie, des symptômes, de l'invasion, du commémoratif, du traitement antérieur et actuel, interne et externe, du régime, de la marche de la maladie, du nombre des jours de traitement pour chaque maladie, du chiffre des malades traités dans chaque mois, et d'observations particulières qui pourraient se présenter. Nous n'insisterons pas sur les avantages de ces divisions. Ce que nous désirons faire ressortir par ces tableaux, c'est que le diagnostic, les phénomènes et le commémoratif, inscrits dans leurs colonnes respectives et comparés entre eux, montreraient d'une manière positive que sur tel nombre d'ophthalmies,

2

par exemple, une fraction n'a point présenté dans le
commémoratif les circonstances nécessaires pour
constater le diagnostic. D'après nos observations faites
jusqu'ici, cela n'aura pas lieu trois fois sur dix, et
dans le reste des cas les antécédens aussi bien que les
phénomènes actuels viendront prouver ce que nous
établissons en règle.

Nous ne croyons pas nous faire illusion en espé-
rant que des observations faites d'après ces principes,
appliqués à la médecine en général et appliqués avec
exactitude par tous les médecins, puis résumées après
un grand nombre d'années dans les différens pays et
les diverses localités, etc., porteraient la science de
guérir presqu'au degré de perfection dont sont sus-
ceptibles les autres branches des sciences naturelles.

XXXV. *La nature même de l'inflammation* et ses différences de la simple congestion et de l'irritation
pourront, par les raisons déja exposées, être mieux
étudiées sur l'œil que dans les autres organes.

XXXVI. Il nous reste à indiquer, avec quelques
mots, l'utilité pratique qu'on tire de l'ophthalmologie
pour éclairer la *thérapeutique*. Nous reviendrons ailleurs avec plus de détails sur ces questions, qui du
reste se commentent elles-mêmes.

D'abord aucun organe ne fournit par ses maladies
un champ aussi vaste pour l'emploi et des *moyens
pharmaceutiques* et des moyens *chirurgicaux*.

XXXVII. Tant qu'il s'agit de l'emploi des *moyens*

pharmaceutiques, le tissu malade accessible à la vue et les caractères anatomiques manifestes donnent des indications bien plus précises ; le moindre changement produit par les agens thérapeutiques ou par des circonstances accidentelles devient marqué. On conclut bien plus sûrement des causes qu'on a fait agir aux effets que l'on voit. Les combinaisons, les complications cèdent successivement aux moyens mis en usage, la maladie se simplifie visiblement et finit par se guérir.

XXXVIII. Dans le cas contraire commence l'emploi des *moyens chirurgicaux*. Alors non-seulement la nécessité de les employer est exprimée d'une manière bien moins équivoque, mais encore le choix des moyens spéciaux est mieux caractérisé. Nulle part la chirurgie et la médecine interne ne sont moins à même de se disputer le champ : partout des indications claires et précises.

XXXIX. Enfin nulle part la grande question si souvent débattue et non encore définitivement résolue, celle *de la force médicatrice de la nature*, et la dispute entre la médecine active et la médecine expectante, ne peut être avancée et décidée d'une manière si positive.

L'ophthalmologie démontre que, dans les maladies comme dans les grandes crises, la nature suit ses lois générales, qui tendent à la conservation de l'espèce bien plus qu'à celle de l'individu. Tous les efforts qu'elle manifeste, et qu'on a imputés à une tendance restauratrice réglée, peuvent amener aussi souvent, et plus souvent peut-être, la destruction de l'organe et même de l'individu. Il est important d'expecter quand la nature elle-même fait bien ou peut tout faire, et d'agir hardiment lorsqu'elle demeure stationnaire ou tend à la destruction. Le bon médecin, le médecin qui profite des conseils et des moyens que lui offre la nature elle-même, guérit bien plus fréquemment et bien plus sûrement que la nature seule. Au lieu de répéter l'ancien axiôme « *Medicus naturæ minister,* » on pourrait défendre la thèse » *Natura medici ministra.* » Qu'on nous comprenne bien : que le médecin utilise toutes les ressources de la nature, qu'il n'en néglige, qu'il n'en méprise aucune; mais qu'il ne croie pas que, laissées à elles-mêmes, elles suffisent à la guérison. Qu'il dirige sagement la nature, qu'il ne se laisse pas mener, et qu'il n'ait pas trop de confiance dans cette puissance. Et pour revenir aux preuves que l'ophthalmologie fournit de ce que nous venons d'avancer : qu'on nous montre un iritis tant soit peu intense radicalement guéri par la nature seule, tandis qu'il est fréquent de le voir guéri par les efforts sagement réunis de la nature et du médecin. Quant aux maladies réputées incurables, leur guérison n'est pas plus fréquente par les efforts seuls de la nature qu'elle ne l'est par les secours de l'art.

XL. La possibilité de suivre directement les changemens matériels qui surviennent dans l'œil fait aussi

qu'il doit se prêter à merveille à des essais compa-
ratifs sur la valeur relative des différens systèmes de
thérapeutique. En effet, il suffira de quelques gué-
risons d'amauroses bien constatées ou d'iritis graves,
amenées en ma présence par le traitement homœo-
pathique, pour me faire devenir un zélé partisan
de ce système.

XLI. Ces considérations générales suffiront, nous
l'espérons, pour montrer quelle est *la dignité de
l'ophthalmologie*, l'utilité qu'en peuvent retirer la nosologie rationnelle et le système naturel de la médecine, et quelle est en même temps la tendance que
nous tâchons de lui imprimer. Tous nos efforts au-
ront pour but d'éclairer cette science; ils seront
dirigés à lui faire reprendre, en France, le rang
qu'elle mérite parmi les parties de l'art de guérir; en
France, sa première patrie, où elle a été créée par les
Saint-Yves, les *Janin*, les *Maître-Jean*, etc., et où elle
n'a été injustement négligée, sans doute, que parce
qu'on en a méconnu la véritable portée et qu'on l'a
confondue avec ce qu'on appelle d'ordinaire une *spé-
cialité médicale;* nom qui ne saurait la bien désigner,
puisque, loin de s'occuper exclusivement des affections chirurgicales ou médicales de certains organes,
elle embrasse, au contraire, en entier le vaste champ
de la nosologie et de la thérapeutique médico-chirur-
gicale.

Nous avions d'abord l'intention de démontrer par
un exemple la vérité des propositions que nous ve-

nons d'émettre, en les appliquant à l'histoire de l'ophthalmie rhumatismale; mais le lieu et l'espace bornés nous ont empêché d'exécuter ce projet. Ce qui suit n'est que la description de cette maladie, incomplète dans la plupart de ses parties, et dégagée des réflexions qui pourraient servir de lien entre elle et les propositions précédentes.

Ophthalmie rhumatismale.

A l'analogie des affections rhumatismales dans les autres organes, elle a son siége dans les membranes séroso-fibreuses du globe oculaire ; ainsi, dans la sclérotique et l'expansion aponévrotique des muscles du globe, dans la conjonctive, la cornée, la membrane de l'humeur aqueuse. L'iris n'en est que secondairement affecté. Nous ne savons pas d'une manière positive si l'hyaloïde et la membrane de *Jacobs* peuvent en être attaquées. L'anatomie pathologique a peu éclairé cette ophthalmie.

Caractères anatomiques et physiologiques.

Dans l'ophthalmie rhumatismale simple, la sclérotique est le siége primitif et principal de l'affection : de là, si elle n'est pas promptement arrêtée, elle s'étend, comme toute ophthalmie, sur les autres membranes ; dans son état compliqué ou combiné, elle peut débuter par l'inflammation d'une membrane autre que la sclérotique. Quand on a occasion d'observer l'ophthalmie rhumatismale simple dans son premier début, voici quels sont les phénomènes qu'elle présente. La conjonctive, dans toute son étendue, montre toutes ses conditions normales ; dans la sclérotique, on voit une légère injection, composée de vaisseaux très-fins de couleur carmin pâle, qui commencent au point de jonction avec la cornée, et s'en éloignent en devenant encore plus déliés et en se terminant à une ligne à peu près de la cornée. Ces vaisseaux, tous parallèles entre eux, très-droits, distans entre eux d'une demi-ligne à peu près, et ne se réunissant par aucune anastomose, forment autour de la cornée un cercle d'abord interrompu par des parties saines de la sclérotique, mais bientôt complet : il est très-rare de ne voir que l'une des moitiés de la cornée entourée par un demi-cercle vasculaire. Dès que cette injection se montre, l'œil est un peu sensible à l'impression de la lumière ; des larmes s'en échappent de temps à autre ; si, pour le regarder, on l'expose au jour, et qu'on en écarte les paupières, cette exploration, un peu prolongée, suffit pour faire accroître les trois symptômes mentionnés, qu'on peut regarder comme pathognomoniques ; mais en même temps les vaisseaux de la sclérotique se prolongent vers la périphérie de la surface antérieure du globe de l'œil par leur bout délié, tandis que, dans la conjonctive, il s'en montre d'autres qui ne semblent être que la continuation de ceux de la sclérotique ; du moins la disposition semblable de ces vaisseaux tend à le prouver. En effet, ils commencent près du bord de la cornée avec un bout un peu plus gros ; ils suivent, en décroissant de volume, la même direction que ceux situés dans la sclérotique, pour se terminer très-déliés à leur extrémité opposée. Ils ne diffèrent que par leur couleur très-foncée, d'un rouge cinabre un peu jaunâtre, par leur diamètre plus grand et leur marche moins droite, plus flexueuse ou tortillée, et par leur plus grande longueur. D'ailleurs, dès ce premier degré, on les distingue facilement de ceux de la sclérotique, en ce qu'ils sont placés plus superficiellement, et en ce qu'ils se déplacent avec la conjonctive qui suit les mouvemens des paupières, ou se laisse déplacer avec le doigt de l'observateur, quand elle est un peu relâchée; tandis que ceux de la sclérotique sont plus profonds et suivent les mouvemens du globe de l'œil.

Ce premier degré de l'affection n'est presque pas accompagné de douleur; quelques picotemens et de légers élancemens se font sentir de temps à autre; la vue est peu ou point troublée; tous les symptômes augmentent vers le soir; mais l'affection est si peu considérable que le malade ne s'en aperçoit pas, ou n'y attache point d'importance : aussi ne parvient-on que par le hasard à l'observer. Quand l'affection augmente, les vaisseaux des deux membranes se prolongent par leurs bouts déliés, ainsi vers le plis de la conjonctive, en conservant les mêmes caractères et les mêmes rapports; du côté de la cornée, ils ne se prolongent pas encore. Il en survient en même temps d'autres qui remplissent les vides de la sclérotique et de la conjonctive entre les vaisseaux les

premiers existans. L'ensemble de cette injection cons-
titue une double couronne vasculaire autour de la
cornée, l'une plus pâle, rouge carmin, plus fine,
plus courte, plus droite, plus profonde et plus fixe,
puisque située dans la sclérotique ; l'autre plus foncée, rouge cinabre ou jaunâtre, plus épaisse, plus
longue, plus étendue, plus superficielle et plus mo-
bile, parce qu'elle appartient à la conjonctive. Les
vaisseaux composant ces couronnes forment peu d'a-
nastomoses entre eux ; s'il y en a quelques-unes,
elles se trouvent plutôt dans la conjonctive que dans
la sclérotique, et la jonction a toujours lieu sous
des angles très-aigus. Les vaisseaux de la conjonctive acquièrent en partie un calibre assez considérable pour se froisser contre les paupières et produire par cela une sensation de gêne, de picote-
ment et de douleur semblable à celle que produirait
un corps étranger : voilà pourquoi les malades ac-
cusent si souvent la présence d'un corps qui leur
aurait sauté dans l'œil, comme la première cause
de leur affection. C'est alors que la *photophobie* devient violente ; le malade ne peut pas ouvrir au grand
jour l'œil affecté ; il s'oppose, par des contractions
fortes du muscle orbiculaire, à ce qu'on écarte les
paupières ; à un jour modéré ou dans une presque
obscurité il ouvre au contraire spontanément les
yeux, et il reconnaît les objets ; des larmes chaudes
s'écoulent de l'œil dès qu'on tente de l'ouvrir à une
lumière intense : ce larmoiement (*epiphora*) diminue
également à l'obscurité. La douleur, qui jusqu'alors

était peu marquée, commence à devenir plus forte , lancinante, poignante, tantôt bornée au globe oculaire, tantôt accompagnée d'élancemens dans la tempe et dans le côté de la tête correspondant à l'œil malade. Cette douleur cependant a des rémissions; elle n'a rien de pulsatif ni de fixe , et elle est superficielle. Aucune sécrétion muqueuse anormale n'a lieu pendant l'ophthalmie rhumatismale simple.

A un degré encore plus considérable, la portion de la conjonctive qui recouvre le bord externe de la cornée, et qui y est moins étroitement adhérente que dans le reste de son miroir, se couvre, principalement en haut et en bas , de petites stries perpendiculaires plus fines vers le centre de la cornée, formées par des vaisseaux plus rapprochés , d'un calibre plus considérable et d'une couleur plus foncée, comme hypertrophiés : c'est alors , quelquefois même plus tôt, que le bord libre des paupières se gonfle sympathiquement et devient rouge bleuâtre.

A ce degré, mais aussi quand les stries vasculaires que nous venons de mentionner n'existent pas encore, il survient souvent, sans qu'aucun signe d'inflammation de la conjonctive cornéale les précède , de petites phlyctènes que nous allons décrire en parlant des terminaisons , mais qu'il fallait indiquer ici , puisqu'elles fournissent un caractère essentiel de l'ophthalmie rhumatismale.

Plus l'inflammation devient intense, plus l'injection vasculaire augmente; les vaisseaux, plus nombreux et plus serrés, commencent à se confondre;

on a d'autant plus de peine à en reconnaître le caractère spécial que la photophobie, le larmoiement et
la douleur empêchent d'ordinaire de faire plus que
de regarder rapidement l'organe malade. Mais à ce
coup-d'œil fugitif l'observateur exercé reconnaît toujours autour de la cornée le double cercle que nous
avons décrit; particulièrement dans la sclérotique les
vaisseaux sont encore mieux distincts et séparés. Il
en est autrement quand l'épanchement qu'on a appelé *chémosis* a lieu : nous en parlerons aux terminaisons.

Quand l'affection a pris ce développement, on voit
quelquefois la conjonctive de la cornée se prendre,
devenir légèrement trouble, d'un blanc laiteux, ou
opaline, s'épaissir même un peu et s'injecter par des
vaisseaux isolés d'abord, puis multipliés et rapprochés, qui viennent, en continuant immédiatement
ceux qui existent déjà sur la conjonctive scléroticale
ou sur la partie extérieure de celle de la cornée, se
rendre en ligne droite ou peu flexueuse vers le centre
de la cornée, pour s'y terminer avec une pointe fine,
ou se réunir à d'autres, qui viennent du côté opposé
traverser la cornée. La vue devient très-trouble, et
quelquefois est presque entièrement abolie. Cependant cette *cérato-conjonctivite* me semble, d'après ce
que j'ai vu jusqu'à présent, appartenir moins à l'inflammation rhumatismale simple qu'à celle combinée d'affection lymphatique ou arthritique.

Il n'en est pas ainsi de la *cératite* (inflammation de

la cornée) *rhumatismale* : elle existe sous plusieurs
formes, dont je ne décrirai cependant qu'une seule,
celle que j'ai le mieux et le plus souvent observée,
et qui présente les caractères le plus tranchés. Sans
présenter aucune injection vasculaire, pas même dans
sa conjonctive, la cornée revêt un aspect trouble ; sa
surface externe, au lieu d'être lisse, devient inégale,
comme sablée, aspersée de petits points extrêmement
fins, légèrement grisâtres ou bleuâtres et à demi opaques, qui peuvent débuter sur un point quelconque
du miroir de l'œil, mais qui, le plus fréquemment,
se montrent sur le centre ou dans la proximité de
celui-ci. Le trouble qui en résulte, et qui d'abord
semble siéger dans la lame externe de là cornée,
sous la conjonctive correspondante (puisque, envi-
sagée de face, cette dernière ne présente ni des saillies
ni des enfoncemens correspondans à l'état pointillé),
augmente de plus en plus, et envahit les autres lames
de la cornée. A ce trouble succèdent souvent des
plaques opaques de forme ovalaire, blanches, légèrement bleuâtres, lisses et pointillées comme de l'al-
bâtre poli, sans place de prédilection bien fixe, mais
cependant plus rapprochées de la périphérie que du
centre. Probablement que ces plaques sont déjà le
produit d'une terminaison de l'inflammation, de
l'épanchement d'une matière fibro-albumineuse. Une
tension douloureuse dans le globe de l'œil, particulièrement pendant ses mouvemens, une douleur ob-
tuse dans le fond de l'orbite, se joignent aux élance-

mens ; la cécité complète quand toute la cornée est prise, et les phénomènes déjà énoncés, soit en partie, soit en entier, accompagnent cette cératite.

L'inflammation de la membrane de l'humeur aqueuse est quelquefois de nature rhumatismale; mais comme, dans la plupart des cas, elle ne survient qu'après et par suite de la cératite, le trouble et l'opacité quelquefois complète du miroir de l'œil entraînent l'impossibilité de bien constater ce qui se passe sur la pellicule séreuse qui recouvre la surface concave de la cornée. Dans les cas peu nombreux où j'ai vu l'inflammation de cette séreuse accompagner une cératite assez peu intense pour admettre, par un reste bien marqué de transparence de la partie externe, la possibilité de l'examen de la surface concave, je n'ai pas pu reconnaître d'autres caractères que ceux qui sont communs à l'inflammation de la membrane de l'humeur aqueuse en général : trouble du liquide contenu et du feuillet séreux, qui, en outre, présente un aspect pointillé, semblable à celui de la cornée pendant son inflammation.

Plus favorisé que moi par la transparence de la cornée, M. *Juengken* a observé près du bord externe de la membrane de l'humeur aqueuse, dans son inflammation rhumatismale, des stries rougeâtres et perpendiculaires.

L'inflammation de la cornée et celle de son feuillet séreux interne existent rarement sans qu'il y ait en même temps *iritis*. L'iritis peut cependant survenir sans être accompagné de ces deux dernières inflam-

mations, au moins sans que celles-ci soient parve-
nues à un haut degré. Dans le premier cas, il est
difficile de bien reconnaître les altérations de l'iris ;
une simple irritation de cette membrane avec constriction de la pupille, sans autre changement dans
la structure et la couleur de l'iris, peut en imposer
pour une inflammation, puisque le trouble des membranes transparentes et du liquide donnent à l'iris,
vu au travers d'elles, une couleur différente de celle
de l'œil non affecté, et un aspect moins rayonné, etc.
Dans le second cas, au contraire, on reconnaît avec
facilité et sans s'exposer à l'erreur les caractères ordinaires de l'iritis : constriction de la pupille, changement de couleur, abolition plus ou moins marquée
de la texture rayonnée, gonflement, douleur sus-
orbitaire fixe, mais faisant des exacerbations vers
minuit, etc. Outre ces caractères communs, l'iritis,
qui doit son origine à une ophthalmie rhumatismale,
présente en outre quelquefois un phénomène spécial:
la pupille perd sa forme ronde normale et devient
perpendiculairement ovalaire, c'est-à-dire, elle présente un ovale dont le plus grand diamètre correspond à l'axe vertical de l'œil. Cependant il est plus
fréquent de voir cette forme de l'ouverture pupillaire
sur des personnes affectées d'iritis rhumatismal, et
portant en outre une disposition considérable aux
affections arthritiques, manifestée par une taille très-
haute du corps, un embonpoint marqué, les signes
précurseurs des hémorrhoïdes ou un léger degré de
cette affection.

Il est rare de voir l'ophthalmie rhumatismale pénétrer plus profondément que jusqu'à l'iris, et produire ce qu'on appelle l'*ophthalmite* ou l'inflammation générale du globe de l'œil dans toutes ses membranes. Je n'en ai vu aucun exemple; du reste les symptômes, outre ceux déjà cités qui siégent dans les membranes visibles, ne différeraient pas des signes ordinaires à cette inflammation générale, qui se caractérise principalement par la douleur, le gonflement et la tension énorme, la tendance à la suppuration du globe de l'œil (*empyesis*), et l'énergique participation du système vasculaire et nerveux à l'affection locale.

Cette *participation* est peu marquée dans les inflammations rhumatismales qui siégent seulement dans une ou plusieurs des membranes externes. Même dans la cératite et l'iritis intenses la fièvre ne s'allume fortement que dans les sujets très-pléthoriques et dans ceux doués d'une grande susceptibilité du système nerveux; un pouls un peu plus plein et plus dur chez les premiers, plus fréquent et accompagné d'un peu de chaleur et de soif chez les derniers, est tout ce qui se montre dans la conjonctivite et la sclérotite rhumatismale simple. Des sympathies nerveuses ne se réveillent que chez les personnes douées d'une grande sensibilité, principalement quand l'affection touche à son point de culmination et sous l'influence de circonstances accidentelles ou d'un traitement mal dirigé.

Terminaisons.

Elles sont différentes, selon le degré de l'inflammation et selon la membrane dans laquelle le mal siége.

La *conjonctivite* et la *sclérotite rhumatismales*, convenablement traitées, se terminent 1°. le plus souvent par la *résolution ;* tous les phénomènes diminuent peu à peu , et dans le même ordre dans lequel ils sont survenus. Il est rare de les voir avorter et se résoudre brusquement ; on ne le voit que quand un traitement extrêmement énergique a été mis en usage.

2°. Sans qu'on voie des vaisseaux se prolonger dans la conjonctive cornéale , et sans trouble ou autre symptôme inflammatoire marqué dans ce feuillet, on voit quelquefois sa surface se soulever , dans une petite étendue et dans un point plus ou moins rapproché du centre , par suite d'un liquide limpide épanché sous lui. Ce soulèvement , de la grandeur d'un grain de millet jusqu'à celle d'un grain de chenevis , ou tout au plus de celle d'une petite lentille , à base ronde ou un peu ovalaire, peu acuminé quand il est petit, aplati quand il augmente de diamètre, a l'analogie de la *phlyctène* sur la peau , dont il partage le nom, est entièrement transparent. Après avoir existé un très-court espace de temps , cette phlyctène se rompt et laisse écouler une goutte d'une sérosité limpide ; les lambeaux de la petite pellicule disparaissent promptement, et laissent à peine à l'observateur le temps de pouvoir les examiner ; le fond de la petite ulcération très-superficielle reste clair et transparent, sans prendre une teinte autre que la surface de la cornée saine. Peu à peu le fond de l'ulcération superficielle devient lisse et poli; son bord se confond insensiblement avec le reste de la cornée, qui présente dans l'endroit malade une facette semblable à celle d'un diamant taillé. La faculté visuelle est peu affaiblie, la réfraction des rayons seulement est un peu altérée. L'affection guérit très-promptement; si la phlyctène a été très-petite, si elle n'a pas existé depuis trop long-temps, si le sujet est d'ailleurs sain, elle ne laisse qu'une légère opacité, qui elle-même disparaît le plus souvent après quelque temps sans laisser de trace.

Les phlyctènes et facettes plus considérables ont besoin de plus de temps pour guérir, et laissent une petite taie plus opaque, mais jamais très-épaisse. C'est un des caractères les plus constans et qui doit frapper tout bon observateur; il nous paraît donc inconcevable qu'un oculiste aussi distingué que M. *Juengken* ait pu se tromper à cet égard.

Rien de semblable aux phlyctènes ni aux pustules ne se trouve sur la conjonctive scléroticale dans aucune période de l'ophthalmie rhumatismale.

3°. Le *chémosis*. Sous certaines circonstances pas suffisamment connues, mais dont les principales sont la laxité et la mollesse de tous les tissus, principalement du tissu cellulaire, et une certaine prédisposition aux épanchemens séreux, il se forme entre la conjonctive et la sclérotique, dans le tissu cellulaire qui les réunit, un épanchement liquide qui soulève la conjonctive circulairement autour de la cornée, sous forme d'un bourrelet rouge, tantôt pâle, tantôt plus foncé. La différence de couleur dépend du nombre des vaisseaux injectés de la conjonctive, qui, par suite du soulèvement, du relâchement et du gonflement de cette membrane, imprégnée elle-même d'une certaine quantité de liquide, cessent d'être isolés, se confondent et rendent presque toujours impossible de reconnaître le caractère spécial indiqué par le trajet et la position des vaisseaux. Ce phénomène, qui dans l'ophthalmie rhumatismale va rarement jusqu'à former un bourrelet tellement épais qu'il cache le bord de la cornée, a été à tort regardé comme le plus haut degré de l'ophthalmie ; son intensité est en raison directe de la quantité de liquide épanché ; il peut exister dans une conjonctivite peu intense et peu dangereuse, et manquer dans une ophthalmie qui menace l'existence de l'organe. Dans les conjonctivites blennorrhagiques, par exemple, il est toujours considérable, mais compliqué d'un gonflement plus marqué du tissu de la membrane. Jamais je n'ai vu, par suite d'affection rhumatismale, survenir des abcès dans la conjonctive et dans la sclérotique ; ces abcès sont toujours le produit d'autres causes.

L'inflammation de la conjonctive et de la sclérotique peuvent se terminer en *cératite*, en *iritis*, etc., soit que l'affection dans les membranes primitivement malades se dissipe, soit, ce qui est plus rare, qu'elle cesse après avoir envahi les tissus contigus plus délicats.

La *cérato-conjonctivite* se termine par les mêmes phlyctènes déjà décrites ; elle peut produire aussi de petits épanchemens puriformes ou purulens entre la conjonctive et la cornée ou l'hypertrophie des vaisseaux ; mais ces deux terminaisons sont rares dans cette affection, et peut-être même sont-elles toujours le produit d'une combinaison.

La *cératite* se termine le plus souvent par l'épanchement d'une matière albumineuse entre les lames de la cornée. Il en résulte une opacité d'une couleur d'abord d'un gris bleuâtre, plus tard blanchâtre, qui le plus souvent est circonscrite. Les opacités de toute la surface de la cornée, les ulcérations dans sa substance même, la suppuration entre les lames (*onyx*) et *l'hypopyon* sont rares dans l'ophthalmie rhumatismale simple. Le ramollissement est sa terminaison la moins fréquente. La résolution de la cératite, de l'inflammation de la membrane de l'humeur aqueuse et de l'iritis ne s'obtient guère par les forces seules de la nature.

L'inflammation de la membrane de l'humeur aqueuse se termine par un épanchement de matière séro-albumineuse. Il est circonscrit, et siége entre ce feuillet et la cornée. On le reconnaît à de petites taches ou points grisâtres, qu'on peut observer en se plaçant du côté externe de l'œil. D'autres fois il est libre dans la chambre antérieure de l'œil, et forme le *faux hypopyon* (hypopyon spurium) des auteurs. Je n'ai pas eu occasion de voir des abcès ou des ulcères s'établir en prenant leur origine de cette membrane; j'ai des raisons pour ne pas croire à leur existence.

L'*iritis* rhumatismal, s'il ne se résout pas, affecte les terminaisons ordinaires de l'iritis : l'épanchement de matière fibro-albumineuse ou puriforme, qui, dans son état liquide, s'accumule dans les chambres de l'œil, ou, dans l'état solide, bouche la pupille et y forme de fausses membranes; l'oblitération de la pupille, les adhérences avec la paroi antérieure de la capsule du cristallin, etc. Ces affections ne présentent pas de différences spéciales de celles produites par des ophthalmies autres que rhumatismales.

Après cet iritis la pupille conserve quelquefois une forme perpendiculairement ovalaire, ce que cependant je n'ai pas encore suffisamment constaté par l'observation. L'iritis rhumatismal chronique, en s'étendant à la choroïde et à la rétine, devient quelquefois cause de l'amaurose.

Causes.

Elles sont celles du rhumatisme en général. Nous ne ferons que les esquisser d'une manière aphoristique.

Causes prédisposantes. Les principales sont : le sexe féminin, l'âge compris entre la première dentition et la puberté; certaines professions qui exposent ceux qui les exercent à l'action des causes occasionelles, l'état de boulanger, celui de blanchisseuse, par exemple.

Les causes occasionelles sont les refroidissemens subits du système cutané, principalement dans le moment où sa fonction se fait d'une manière active. Quand cette cause frappe plus directement l'œil, comme un courant d'air dirigé sur cet organe après ou pendant qu'il a été fatigué, ou quand il est déjà irrité par une autre cause quelconque, elle provoque plus particulièrement l'ophthalmie rhumatismale. Souvent le malade lui-même accuse spontanément cette cause comme ayant produit la maladie ; plus souvent encore il l'indique quand il est questionné à ce sujet. Mais, dans la plupart des cas, les personnes affectées de cette ophthalmie ont souffert d'affections rhumatismales d'autres parties avant d'avoir été frappées par l'ophthalmie, ou elles en souffrent encore actuellement, ou bien encore il existe une alternation entre les rhumatismes et l'inflammation des yeux. Ces circonstances sont tellement fréquentes qu'elles manquent à peine dans un dixième des cas, et qu'il ne me paraît pas permis de douter que l'ophthalmie, présentant les caractères ci-dessus décrits, mérite en effet le nom de *rhumatismale*. Quoi qu'il en soit, toujours ces caractères, à quelque cause qu'ils doivent leur origine, sont éminemment différens de ceux des autres ophthalmies, dont nous nous occuperons en parlant du diagnostic.

Marche et durée.

La *marche* de la maladie est toujours aiguë; mais sa *durée* peut être longue : dans ce dernier cas , il y a des rémissions très - marquées, qui quelquefois peuvent ressembler à des intermittences, mais qui ne le sont pas véritablement. En effet, on trouvera toujours quelques-uns des symptômes, moins nombreux et moins marqués, dans les espaces libres ; et cette diminution d'intensité dans les symptômes de la maladie , qui quelquefois peut se maintenir pendant long-temps , n'est pas étonnante dans une affection qui, même à son degré le plus fort et le plus aigu , ne manque jamais de faire des rémissions et des exacerbations : ces dernières ont le plus souvent lieu après le coucher du soleil. Les longues rémissions, quand l'affection existe depuis un certain temps, et ses récidives très-fréquentes peuvent , les unes et les autres , avoir quelquefois une certaine périodicité irrégulière , sans cependant présenter un type fixe. C'est ce qui a probablement, par une erreur facile et très-pardonnable, donné lieu à la plupart des cas, peu nombreux d'ailleurs, *d'ophthalmies intermittentes* consignés par les auteurs, et dont , malgré toute mon attention et le nombre extrêmement grand d'ophthalmies que j'ai vues, je n'ai jamais pu observer aucune : toutefois je me garderai bien d'en nier l'existence , quoique l'esprit ait de la peine à concilier les idées *d'inflammation* et *d'intermittence*. Il y en a des cas décrits par de bons observateurs : seulement la grande distance des paroxysmes, tous éloignés au moins de huit jours les uns des autres, ferait-elle croire que la périodicité, dans ces états inflammatoires, tient à d'autres causes et à d'autres lésions organiques que celles des maladies qu'on appelle *fièvres intermittentes*.

Diagnostic.

Quoique les caractères déjà exposés de l'ophthalmie rhumatismale fussent, au besoin, suffisans pour la distinguer de toute autre inflammation de l'œil, nous allons cependant ajouter, en peu de mots, ce qui concerne le *diagnostic différentiel* d'avec les autres ophthalmies dues à des causes spéciales.

Nous excluons d'abord les diverses formes de *palpébrite*, l'inflammation rhumatismale de l'œil ne siégeant jamais dans les paupières.

I. *Ophthalmie catarrhale*. Siége dans la conjonctive des paupières et de la sclérotique ; injection rouge-pâle jaunâtre, très-discrète, cessant à quelque distance de la cornée par une terminaison très - fine ; légère sécrétion muqueuse, plus forte le matin, et produisant une légère agglutination des bords palpébraux libres, s'accumulant en petites croûtes minces, jaunâtres, molles, le plus ordinairement placées dans le grand angle ; pas de trace de photophobie ; épiphora (larmoiement) seulement secondaire quand les conduits lacrymaux sont obstrués par le boursoufflement de leur muqueuse. Terminaisons : résolution, quelques granulations, épaississement de

la conjonctive palpébrale, ophthalmie blennorrhagique ; ni phlyctènes, ni papules, ni pustules.
Causes et symptômes d'affection catarrhale. Elle est
quelquefois épidémique.

II. *Ophthalmie catarrhale blennorrhoïque* ou (à un
plus haut degré) *blennorrhagique.* Synonymes : *Ophthalmie puriforme, purulente ; ophthalmie des nouveau-
nés, ophthalmie d'Égypte,* etc. Essentiellement poly-
morphe, revêt les aspects les plus différens : véritable
Protée ; pas suffisamment éclairée, ce dont le traitement se ressent. Gonflement peu uniforme de la conjonctive palpébrale et scléroticale, avec sécrétion co-
pieuse de mucus ; nombreux soulèvemens de la conjonctive palpébrale par un liquide, ténu d'abord,
puis plus épais, formant des granulations molles dans
le principe, fermes plus tard, d'un aspect très-varié ;
affection subsécutive des paupières et de la cornée,
ramollissement et ulcération rapides, soudains même,
de cette dernière ; n'affecte que très-rarement la sclérotique, l'iris et les parties internes ; photophobie peu
intense, plutôt resserrement des paupières à cause
de leur gonflement douloureux ; peu d'épiphora. Les
suites très-graves détruisent fréquemment le globe de
l'œil ; opiniâtreté extrême : cette maladie, souvent
rebelle contre tous les traitemens même les plus ra-
tionnels, ne cède qu'au traitement le plus prompt et
le plus héroïque ; essentiellement contagieuse ; le mucus est le porteur du virus ou germe : cette ophthalmie présente à son début tous les caractères de l'oph-

thalmie catarrhale et n'en est que le développement
le plus haut ; causes et symptômes généraux d'affection catarrhale ; existence plus rarement sporadique
qu'épidémique et endémique.

III. *Ophthalmie scrophuleuse.* Injection de la conjonctive peu étendue, vaisseaux parallèles entre eux,
réunis en faisceaux et ayant un bout délié dirigé vers
les paupières, le plus souvent vers leurs commis-
sures ; l'autre bout, plus gros, comme renflé, tourné
vers la cornée, au bord de laquelle il se termine brusquement, comme coupé ou haché. Au plus léger
degré, injection pâle, formée de vaisseaux très-courts
et fins, ayant la forme de simples stries, et réunis
en petite plaque presque triangulaire dont la base
touche au bord de la cornée sans la passer. A un plus
haut degré, vaisseaux plus longs, plus larges, comme
dilatés, d'un rouge-vermillon foncé, pas de cercle
vasculaire autour de la cornée. Dans la sclérotique,
tout au plus quelques vaisseaux très-pâles, ayant la
même direction que ceux de la conjonctive ; absence
complète de photophobie et d'épiphora, malgré toutes
les assertions en sens opposé des auteurs ; souvent,
au contraire, blépharospasme, c'est-à-dire resserrement spamosdique des paupières ; point de sécrétion
muqueuse. Terminaison : papules et pustules aplaties, siégeant sur le gros bout des faisceaux vasculaires tout près du bord de la cornée, qu'ils ne dé-
passent cependant pas. Causes et symptômes généraux d'affection scrophuleuse ; existence sporadique

et endémique, mais point épidémique : la plus fréquente de toutes les ophthalmies.

La *cératite* scrophuleuse présente souvent des alvéolés d'une couleur foncée creusées dans la substance de la cornée : elle est presque toujours chronique.

L'*iritis* est caractérisé par un déplacement de la pupille en haut, de manière qu'elle devienne rapprochée du bord supérieur du grand cercle de l'iris ; la pupille n'a cependant rien perdu de sa rondeur naturelle ; les douleurs sont peu fortes ou manquent entièrement ; la couleur de l'iris est plus pâle que dans les autres iritis.

IV. *Ophthalmie scrophuleuse-catarrhale combinée.* Pustules semblables aux pustules scrophuleuses, mais plus aplaties et siégeant toujours à une demi-ligne, une ligne, une ligne et demie et même quelquefois deux lignes du bord de la cornée ; injection catarrhale, mais qui, en se terminant à une certaine distance de la cornée, forme, principalement autour des pustules, un lacis ou réseau vasculaire à mailles carrées, dont les vaisseaux diffèrent en couleur et en épaisseur de ceux de l'injection catarrhale simple.

V. Ce que les auteurs ont décrit comme *ophthalmie dartreuse* ne semble être qu'une modification de l'ophthalmie scrophuleuse et de ses pustules.

VI. *L'ophthalmie morbilleuse* qui accompagne la rougeole n'est qu'une ophthalmie catarrhale concomitante.

(43)

VII. *L'ophthalmie scarlatineuse* semble également n'être qu'une ophthalmie catarrhale ou catarrhale rhumatismale.

VIII. *L'ophthalmie variolique* présente une injection qui me paraît spéciale, mais que je n'ai pas pu suffisamment étudier jusqu'à présent, attendu la douleur que les malades éprouvent quand on essaie de leur ouvrir les paupières et de les tenir pendant quelque temps écartées. Du reste, les pustules varioliques peu modifiées qui se développent successivement sur la conjonctive palpébrale, scléroticale et cornéale, garantissent le diagnostic.

L'ophthalmie syphilitique est d'une nature double :

IX. *Ophthalmie blennorrhagique syphilitique.* Phénomènes semblables et contagiosité comme dans l'ophthalmie catarrhale blennorrhagique, mais marche plus rapide ; absence des symptômes et de l'injection catarrhale et des granulations, et coexistence ou préexistence de blennorrhagie uréthrale syphilitique.

X. *Iritis syphilitique.* Pupille ovalaire, dirigée en haut et en dedans, un peu pointue dans sa partie supérieure interne, qui est bordée de matière plastique exsudative ou de fausses membranes ; teinte cuivrée du petit cercle de l'iris ; quelquefois petites excroissances de l'iris, semblables à des condylômes ; absence d'injection des membranes externes, si l'affection n'est pas compliquée ; tout au plus il y a un cercle d'un rouge livide autour de la cornée, qui ne présente pas de vaisseaux bien isolés , et dont le siége semble plutôt sous la sclérotique que dans cette membrane. Préexistence ou coexistence d'ulcérations syphilitiques : les affections syphilitiques blennorrhagiques simples ne sont pas suivies d'iritis. Ces circonstances , réunies aux essais d'inoculation faits par M. *Ricord,* semblent prouver une différence essentielle entre les deux grands groupes ou ordres des maladies syphilitiques , entre les affections blennorrhagiques et les affections ulcéreuses ou chancreuses.

XI. *L'ophthalmie scorbutique,* que je n'ai pas eu occasion d'observer, et qui probablement n'est qu'une affection scorbutique non inflammatoire de l'œil, se manifeste, d'après les auteurs, principalement par une injection violacée et des taches et ecchymoses de même couleur dans les parties externes du globe de l'œil. Sur des sujets scorbutiques je n'ai vu que quelques ecchymoses livides dans la conjonctive.

XII. *L'ophthalmie par congestion hémorrhoïdale* ou *menstruelle (ophthalmie abdominale)* se caractérise par des vaisseaux dilatés , rouge foncé , ayant leurs troncs communs près de la circonférence de la conjonctive scléroticale, tantôt se ramifiant par bifurcation du côté opposé , tantôt se réunissant en un cercle à quelque distance de la cornée. Affections hémorrhoïdales ou dysménorrhoïques concomitantes ou précédentes. Le siége principal de cette ophthalmie est dans la choroïde , mais probablement dans une partie seulement de cette membrane.

XIII. *L'ophthalmie arthritique* présente une injection de la sclérotique et de la conjonctive, semblable à l'injection rhumatismale, mais composée de vaisseaux moins parallèles, plus entortillés, d'un diamètre plus large, en partie dilatés ; ils ne touchent pas le bord de la cornée, mais laissent autour de celle-ci un cercle étroit complet ou incomplet, d'un blanc bleuâtre, au bout externe duquel tous les vaisseaux s'arrêtent. L'iris participe souvent à l'état pathologique, sans être toujours franchement enflammé : alors la pupille prend une forme transversalement ovalaire. Des symptômes arthritiques (goutteux) accompagnent ou précèdent cette ophthalmie ; le glaucôme y succède fréquemment. C'est la sclérotique et la choroïde qui sont principalement affectées dans cette inflammation.

XIV. *Ophthalmie traumatique.* Elle a la plus grande ressemblance avec l'ophthalmie rhumatismale, et le diagnostic présente le plus de difficultés. Dans les degrés les plus violens le gonflement de la conjonctive masque le caractère spécial. Quand elle est moins intense les différences sont encore assez marquées pour être reconnues par un observateur exercé : l'injection autour de la cornée siége presque exclusivement dans la sclérotique; les vaisseaux sont beaucoup plus fins et réunis par de petites anastomoses transversales; la photophobie est plus périodique, et l'affection disparaît quelquefois avec une telle rapidité, quand la cause cesse d'exercer son action, qu'elle paraît plutôt être une congestion qu'une inflammation. Les caractères sont moins difficiles à saisir dans leur ensemble qu'à analyser et à décrire séparément dans leur détails.

Combinaisons de l'ophthalmie rhumatismale.

A. *Cérato-conjonctivite scrophuleuse rhumatismale.* Il y en a deux formes distinctes.

B. *Cérato-conjonctivite rhumatismale syphilitique* avec ulcérations.

Complications. Avec presque toutes les autres ophthalmies.

Nous ne pouvons que les indiquer ici.

Le *prognostic* ressort à peu près de ce que nous avons dit des terminaisons.

Traitement.

Ne pouvant lui consacrer que quelques pages, nous n'en tracerons qu'une esquisse.

Indications.

A. Combattre l'inflammation.

B. Attaquer les symptômes rebelles.

C. Traiter l'affection rhumatismale.

D. Éloigner les complications et combinaisons secondaires.

A. Avant tout, selon le degré d'intensité de l'in-

flammation , employer, soit une application de sang-
sues, depuis quatre jusqu'à vingt, selon l'âge du
malade, etc., au-devant de l'oreille du côté de l'œil
malade, ou réparties des deux côtés si l'ophthalmie
est double. Après celles-ci, un égal nombre de sang-
sues appliquées aux cuisses, ou une saignée. Ces dé-
plétions doivent être réitérées si l'amélioration se fait
attendre.

Quand l'injection de la sclérotique et la douleur
sont fortes, les frictions faites au-dessus de l'œil malade, sur le front, avec l'onguent mercuriel double,
à la dose d'un demi-gros par jour, portées jusqu'à
la concurrence de deux ou trois gros, sont un excel-
lent moyen. Dans l'iritis, il faut même avoir recours
à l'emploi interne du calomélas à dose non purga-
tive. Ne pouvant pas m'étendre ici sur l'emploi de
ces moyens, je préviens seulement que je suis bien
loin de regarder les mercuriaux comme des agens
empiriques. Leur vertu antiphlogistique s'expli-
que très-bien par leur action physiologique et chimique sur la composition du sang, qui se trouve,
après leur ingestion assez long-temps continuée, dans
un état qui approche de celui produit par le scor-
but, maladie diamétralement opposée à l'inflammation.

Comme auxiliaires on peut regarder les dériva-
tifs peu irritans, comme les bains de pieds et les
sinapismes appliqués aux pieds et aux mollets.

B. Parmi les symptômes, il y a principalement la

photophobie, qui a souvent besoin d'être directement attaquée. Effet de l'inflammation, elle réagit néanmoins fortement sur celle-ci, et la reproduit souvent quand elle commence à céder au traitement. L'usage interne et externe de la belladone et de la jusquiame, principalement les frictions faites trois ou quatre fois par jour sur le front avec deux à trois grains de l'extrait de belladone, se qualifie le mieux pour remplir cette indication.

C. Le traitement de l'affection rhumatismale doit commencer dès que l'état inflammatoire est considérablement diminué. A cette époque, tous les moyens qu'on emploie dans le traitement des rhumatismes peuvent être employés. Nous signalons cependant avant tous les autres agens thérapeutiques, la teinture de semence de colchique automnale, à la dose de quinze à trente ou quarante gouttes, prises trois ou quatre fois par jour, dans une boisson émolliente ; moyen qui nous a réussi dans la plupart des cas, et dont l'emploi ne partage pas les inconvéniens des antirhumatismaux ordinaires. La manière d'agir de ce remède n'est pas encore suffisamment éclairée ; il a non-seulement une action sur les membranes séro-fibreuses et sur les reins, mais aussi sur le système veineux abdominal : il paraît être une bonne acquisition pour la matière médicale.

Les révulsifs irritans sont rarement nécessaires dans cette ophthalmie : dans les cas invétérés et rebelles ils peuvent cependant le devenir ; alors les frictions avec l'huile de croton ou la pommade de tartre stibié, méritent la préférence sur les vésicatoires ; car il s'agit ici de déplacer une irritation et non pas une sécrétion muqueuse ou purulente. Rarement on a besoin d'en venir à l'application d'un séton.

Dans l'pohthalmie rhumatismale, l'emploi des moyens locaux, collyres, fomentations, etc. , est nuisible. Le seul topique dont on se sert avec avantage quand l'injection a disparu, pour diminuer la sensibilité ou pour hâter la guérison des ulcérations, c'est le laudanum, d'abord celui de *Rousseau*, puis celui de *Sydenham*, instillé dans l'œil malade, à la dose d'une goutte une ou plusieurs fois par jour.

D. Les complications et combinaisons doivent être écartées par les moyens spéciaux, en commençant par celle qu'il est le plus urgent d'éloigner ; quand leur gravité est égale, on commence par celle qui cède le plus facilement.

FIN.

IMPRIMERIE DE DIDOT LE JEUNE,
RUE DES MAÇONS-SORBONNE, N°. 13.